BEI GRIN MACHT SICH IHR WISSEN BEZAHLT

- Wir veröffentlichen Ihre Hausarbeit,
  Bachelor- und Masterarbeit

- Ihr eigenes eBook und Buch -
  weltweit in allen wichtigen Shops

- Verdienen Sie an jedem Verkauf

Jetzt bei www.GRIN.com hochladen
und kostenlos publizieren

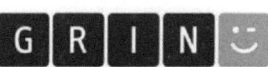

Bibliografische Information der Deutschen Nationalbibliothek:

Die Deutsche Bibliothek verzeichnet diese Publikation in der Deutschen National-bibliografie; detaillierte bibliografische Daten sind im Internet über http://dnb.d-nb.de/ abrufbar.

Impressum:

Copyright © 2017 GRIN Verlag, Open Publishing GmbH
Druck und Bindung: Books on Demand GmbH, Norderstedt Germany
ISBN: 9783668454385

Dieses Buch bei GRIN:

http://www.grin.com/de/e-book/367670/anpassung-des-herz-kreislaufsystems-an-sportliche-belastung

Yasmin Sedighi

Anpassung des Herz-Kreislaufsystems an sportliche Belastung

GRIN Verlag

Thema 3

Anpassung des Herz-Kreislauf-Systems an Ausdauerbelastungen

Yasmin Sadat Sedighi Renani - Donnerstag, 30. März 2017

Inhaltsverzeichnis

Einführung

Das Herz pumpt Blut durch unseren Körper und hält den Blutkreislauf, welcher unseren Organismus mit Sauerstoff und Nähstoffen versorgt, aufrecht. Einem jeden ist bewusst, dass bei höherer Anstrengung, ein höherer Sauerstoffbedarf entsteht, da die Muskeln als Reaktion auf die Belastung mehr Energie fordern. Was macht der Körper bei regelmäßigen, intensiven Belastungen und passt sich das Herz-Kreislauf-System Ausdauerbelastungen an ? In meiner Hausarbeit möchte ich das allgemeine Herz-Kreislauf-System erläutern und auf Veränderungen dieses durch sportliche Belastungen eingehen.

1. Anatomisch-physiologische Grundlagen zum Aufbau des Herzens

I. Die Lage des Herzens

Das Herz liegt in einem fest mit dem Zwerchfell verbundenem Herzbeutel, dem Perikard, welcher sich im **Mediastinum** befindet.

Das Mediastinum, zu Deutsch Mittelfellraum, ist ein median in der Brusthöhle liegender Raum, welcher vertral vom Sternum und dorsal der Wirbelsäule und seitlich von Pleuraen ,also zweiblättrige Mesothelschichten des Thorax, begrenzt wird. Die kraniale Begrenzung des Mediastinum ensteht durch die obere Thoraxapertur und die kadiale Begrenzung durch das Diaphragma des Zwerchfells.

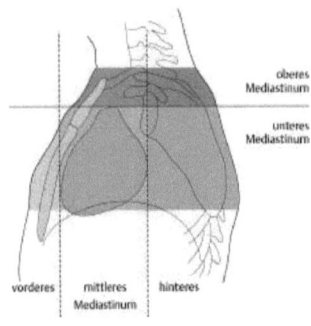

Einteilung des Mediastinums
Quelle:
https://viamedici.thieme.de/lernmodule/anatomie/me
diastinum

Anatomisch wird das Mediastinum in ein oberes und ein unteres Mediastinum unterteilt.

Das Herz befindet sich im **unteren Mediastinium** (Mediastinum ineferius) , welches sich wiederum unterteilt in:

- ein vorderes Mediastinum, zwischen Sternum und Perikard,
- ein mittleres Mediastinum,wo sich das Perikard mit Inhalt befindet ,
- und in ein hinteres Mediastinum, zwischen dem Perikard und der Wirbelsäule.

Das Herz mit seinen Gefäßen nimmt also den kompletten Raum des **mittleren Mediastinum** (Mediastinum medius) ein.

Eine Verlagerung des Herzes wird deutlich, wenn es entlang der Medianebene betrachtet wird.

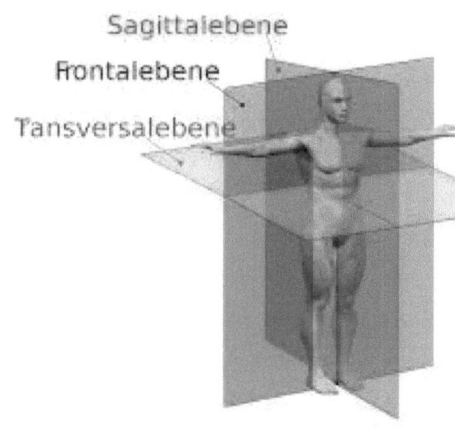

Körperebenen (rot Sagittalebene)
Quelle:
https://upload.wikimedia.org/wikipedia/commons/thu
mb/d/d6/Human_anatomy_Koerperebenen.svg/290
px-Human_anatomy_Koerperebenen.svg.png

Die Medianebene ist die Sagittalebene, die genau durch die Körpermitte verläuft, sie teilt also den Körper in zwei spiegelsymmetrische Hälften.

Die Linie, auf der die Oberfläche des Körpers, von der Medianebene geschnitten wird, wird als Medianlinie bezeichnet.

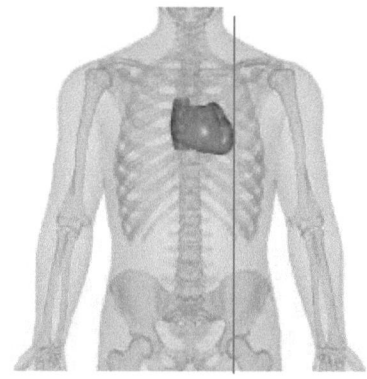

Verlagerung des Herzens entlang der Medianlinie
Quelle:https://www.lecturio.de/magazin/herz-in-situ/

Die Fläche links dieser Meridianlinie ist dann folglich die linke Körperhälfte und die rechts von ihr, die rechte Körperhälfte.

Bei der Betrachtung des Herzes entlang dieser Meridianebene wird nun deutlich, dass es zu zwei Dritteln in der der linken Körperhälfte aber auch zu einem Drittel in der rechten Körperhälfte liegt.

Somit befindet sich das Herz, entgegen der weit verbreiteten Annahme, nicht vollständig auf der linken Seite des Körpers.

Da das Herz so zentral im Brustkorb liegt, grenzen andere Organe und Röhren daran. Oberhalb des Herzens teilt sich die Luftröhre, die Trachea, in die beiden Hauptbronchien. Die linke Hauptbronchie wird vom Aortenbogen, einem Abschnitt der Hauptschlagader des Herzens, überquert.

Die linke und die rechte Lunge grenzen seitlich an das Herz an, wobei sie durch die Pleura, einer dünnen Haut,welche die Lunge überzieht, voneinander getrennt werden. Unterhalb des Herzens befindet sich das Zwerchfell, das Diaphragma, welches,wie zu Beginn erwähnt, mit dem Herzbeutel verwachsen ist.

Der linke Vorhof des Herzens steht außerdem nach hinten im direktem Kontakt mit der Speiseröhre.

Beschreibend kann zusammenfassend gesagt werden, dass das Herz hinter der vorderen Leibwand, in der Höhe von der zweiten bis zur fünften Rippe, zwischen den Lungenflügeln im mittlerem Mediastinum liegt und sich zu zwei Dritteln in die linke Körperhälfte verlagert.

II. Die Anatomie des Herzens

Das Herz verfügt über eine dreischichtigen Wand :

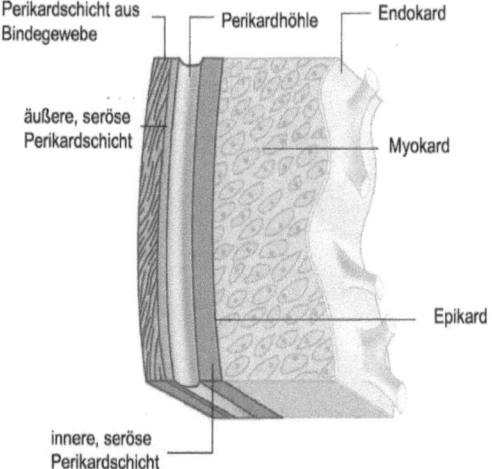

Quelle: http://www.krug-markus.de/wp-content/uploads/2010/11/Herzschichten-300x230.jpg

III. Epikard

Das Epikard bildet die äußerste Schicht des Herzens und ist identisch mit dem viszeralen Blatt, also dem Bauchfell, des Herzbeutels.

Es besteht aus einem einschichtigen Mesothel, einem Stützgewebe und einer darunter liegenden, schmalen subseriösen Schicht von Bindegewebe.

Darunter folgt das epikardiale Fettgewebe, welches Nichtübereinstimmungen (Inkongruenzen) an der Herzoberfläche ausgleicht.

Das Epikard produziert zudem eine geringe Menge Flüssigkeit, den Liquor pericardii, welche den Spaltraum zwischen dem viszeralen Blatt, was den Herzbeutel von außen bedeckt, und dem parietalen Blatt, welches den Herzbeutel von innen auskleidet, befeuchtet und dadurch Reibungen zwischen diesen beiden Blättern reduziert.

IV. Myokard

Das Myokard liegt in der Mitte der drei Schichten und besteht aus Herzmuskelgewebe.

Es unterteilt sich in Arbeitsmyokard, welches für die eigene Kontraktion des Herzens verantwortlich ist, und in Muskelzellen, die dem Erregungsbildungs- und Erregungsleitungssystem zuzuordnen sind.

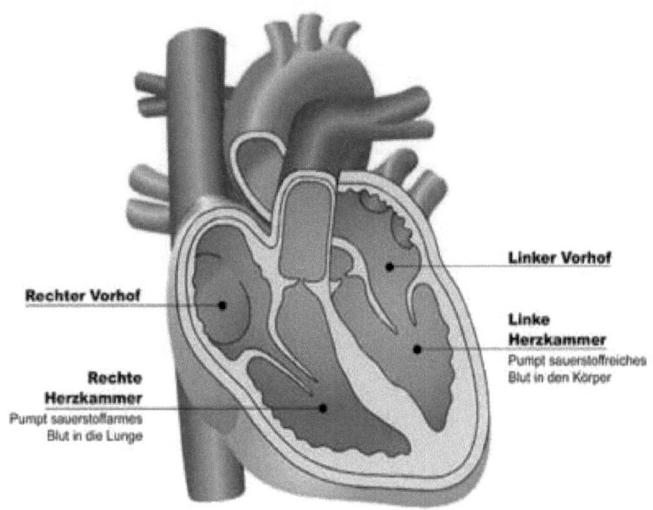

Das Erregungsleitungssystem des Herzens ist ein System spezialisierter Herzmuskelzellen, die durch spontane Depolarisation, der kurzzeitigen Aufhebung von Landungsunterschieden, elektrische Signale generieren und diese an das Arbeitsmyokard

Abbildung zu Herzklammern und Vorhöfen

Quelle: http://www.kardionet.de/sites/default/files/pictures/faszination-herz/kammern.jpg

weitergeben. Dies ist die Grundlage für den koordinierten Ablauf von Systole und Diastole, den Kontraktionsabläufen des Herzens.

Das Myokard liegt am dicksten Bereich der linken Herzkammer, in welchem der höchste Druck von allen herrscht, da von dort aus das Blut in die Schlagadern gepumpt wird.

V. Endokard

Das Endokard ist die innerste Schicht des Herzens, es ist eine dünne Gewebeschicht, die als glatte Innenhaut die gesamte innere Oberfläche des Herzens bedeckt.

Die wichtigste Aufgabe des Endokards stellt die Bildung der Herzklappen dar.

Das Herz ist ein kegelförmiger Hohlmuskel, dessen Spitze nach unten hin und etwas nach links vorne weist. Es besteht aber auch zusätzlich aus einem Herzsskelett, welches aus

Fett, Knorpel,Knocheneinlagerungen und Bindegewebe besteht und die Kammern von den Vorhöfen trennt.

Das Her besitzt nämlich vier verschiedene Innenräme , die rechte und die linke Herzhälfte bestehen jeweils aus einer Kammer und einem Vorhof.

Diese Räume werden zusätzlich durch die Herzscheidewand (Septum) , die sich selbst in Vorhofscheidewand und Kammerscheidewand unterteilt, getrennt.

Der kleinere Vorhof (Arterium) sammelt das Blut und die größere Kammer (Ventrikel) saugt das Blut aus diesem Vorhof an und presst es in den Körper- oder Lungenkreislauf.

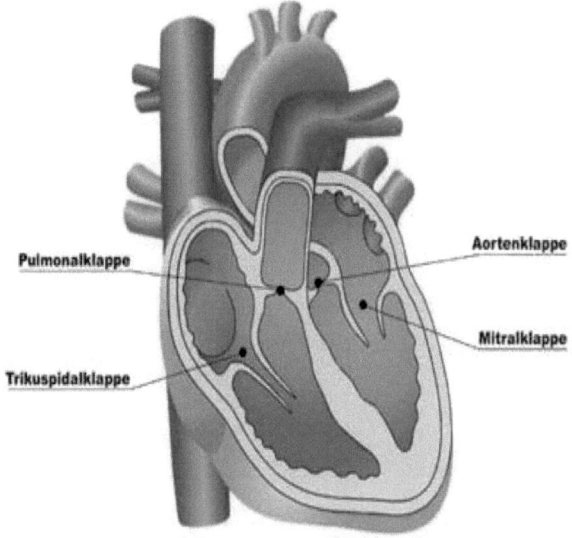

Abbildung zum Herzklappensystem

Quelle: http://www.kardionet.de/sites/default/files/pictures/faszination-herz/klappen.jpg

Zwischen den Vorhöfen und den Herzkammern, sowie an den Öffnungen der Herzkammern zu den großen Schlagadern befinden sich Herzklappen, deren Funktion es ist den Blutfluss in der gleichen Richtung verlaufen zu lassen, indem sie sich nur in eine Richtung aufdrücken lassen.

Die Klappen zwischen den Vorhöfen und den Kammern bestehen aus Bindegewebe und werden Segelklappen gennant. Die linke Segelklappe heißt Mitralklappe, die rechte Trikuspidalklappe.

Die Klappen zwischen den Kammern und den Schlagadern heißen Taschenklappen, hier wird die linken Taschenklappe als Aortenklappe bezeichnet und die redchte als Pulmonalklappe.

Die typischen Herzgeräusche, die zum Beispiel Ärtzte mit dem Stethoskop hören, enstehen durch die Öffnungs- und Schließbewegungen der Klappen.

2. Das Herz-Kreislauf-System

Über das Herz-Kreislauf-System, welches aus dem Herz und den Blutgefäßen besteht, wird der Organismus mit Sauerstoff versorgt und Abfallstoffe wie Kohlendioxid werden abtransportiert.

Der Blutkreislauf wird in den Lungenkreislauf und in den Körperkreislauf eingeteilt und das Herz dient bei beiden Kreisläufen als zentrale Pumpe.

Diese Kreisläufe zirkulieren gleichzeitig und bauen aufeinander auf.

Die rechte Herzhälfte pumpt über den Lungenkreislauf (kleiner Kreislauf) sauerstoffarmes Blut aus dem Körperkreislauf zur Lunge, um danach mit Sauerstoff angereichertes Blut wieder zurück zum Herzen zu pumpen.

Anschließend gelangt das Blut durch die linke Herhälfte in den Körperkreislauf.

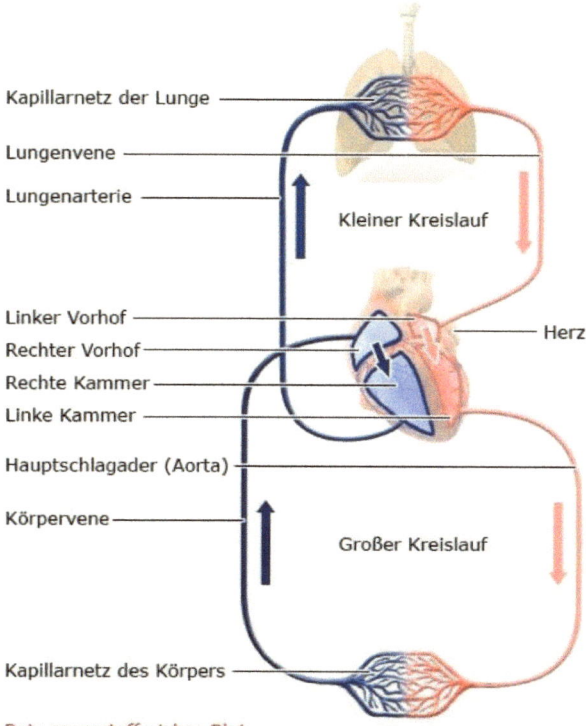

Kapillarnetz der Lunge

Lungenvene

Lungenarterie

Kleiner Kreislauf

Linker Vorhof

Rechter Vorhof

Rechte Kammer

Linke Kammer

Herz

Hauptschlagader (Aorta)

Körpervene

Großer Kreislauf

Kapillarnetz des Körpers

Rot: sauerstoffreiches Blut
Blau: sauerstoffarmes Blut

Abbildung zum Blutkreislauf

Quelle:https://www.gesundheitsinformation.de/wie-funktioniert-der-kreislauf.2097.de.html

I. Lungenkreislauf

Zunächst wird das sauerstoffarme Blut im rechten Vorhof gesammelt und von dort aus gelangt das Blut über die Trikuspidalklappe in die rechte Herzkammer.

Hier wird es durch die Pulmonklappe in die Lungenaterie und schließlich zur Lunge gepumpt.

In der Lunge gelangt das Blut zu den Lungenbläschen, den Alveolen, und gibt das Kohlenstoffdioxid ab. Das Kohlenstoffdioxid wird ausgeatmet und der eingeatmete Sauerstoff wird mittels Diffusion vom Blut in den Alveolen aufgenommen.

Danach strömt das nun mit sauerstoffangereicherte Blut durch die Lungenvene in den linken Vorhof zurück zum Herzen.

Hier beginnt der Körperkreislauf.

II. Körperkreislauf

Der Körperkreislauf beginnt wie erwähnt im linken Vorhof , in das beim Lungenkreislauf mit sauerstoffangereicherte Blut gesammelt wird.

Über die Mitralklappe wird das Blut also in die linke Herzkammer geleitet.

Die linke Herkammer pumpt das Blut anschließend durch die Aortenklappe in die Aorta, welche das Blut durch die Arterien und den Aristeriolen in Körper transportiert.

Das Blut gibt seinen Sauerstoff an die Organe ab und nimmt die Abfallstoffe der Organe wie das Kohlenstoffdioxid auf.

Das Blut ist nun wieder sauerstoffarm, da es seinen Sauerstoff an die Organe abgegeben hat , es wird schließlich über die Venen zurück in den rechten Vorhof gepumpt, wo der Lungenkreislauf und damit der Blutkreislauf erneut beginnen

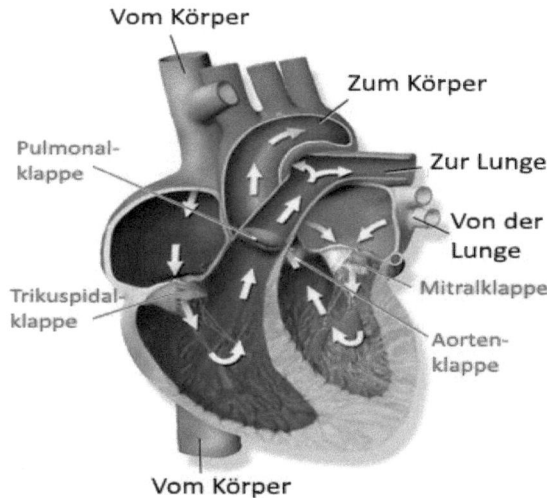

Vom Körper

Zum Körper

Pulmonal-
klappe

Zur Lunge

Von der
Lunge

Trikuspidal-
klappe

Mitralklappe

Aorten-
klappe

Vom Körper

Abbildung Herz beim Blutkreislauf

Quelle:https://www.cardio-guide.com/anatomie/herz-kreislauf-system/

3. Kenngröße der Herzfunktion

Die Auswurfleistung des Herzes passt sich dem sauerstoffbedarf des Körpers an.

Da mit einer sportlichen Belastung ein höherer sauerstoffbedarf des Herzes einhergeht, muss das Herz je nach Intensität der sportlichen Belastung stärker pumpen, um den Körper weiterhin mit genügend Sauerstoff zu versorgen.

Die Stärke dieser höheren Anstrengung des Herzens lässt sich auf verscheidene Weisen messen.

I. Die Herzfrequenz

Der Begriff der Herfrequenz bezeichnet in der Medizin die Anzahl von Herzaktionen in einer Minute.

In der Regel stimmt die Herzfrequenz mit der Pulsfrequenz überein.

Die Herfreqenz gibt also die Anzahl an Herzschlägen in einer Minute an.

Diese beträgt bei untrainierten Menschen in Ruhe etwa 60-90 Schläge pro Minute.

Je nachdem, ob die Herfrequenz erniedrigt, normal oder erhöht ist wird unterschieden zwischen:

- Bradykardie: erniedrigte Herzfrequenz

- Normofrequenz: normale Herzfrequenz

- Tachykardie: erhöhte Herzfrequenz

Bei Belastungen im Sport ist bei einem untrainierten Menschen das Ansteigen der Herzfrequenz bis auf das Dreifache also 200 Schläge pro Minute möglich.

II. Das Schlagvolumen

Das Schlagvolumen (SV) bezeichnet das Blutvolumen, welches während der Systole aus der linken Herzkammer ausgeworfen wird.

Dabei ist das Schlagvolumen die Differenz zwischen dem enddiastolischen und dem endsystolischen Volumen.

Es beträgt im Ruhezustand etwa 70-100 ml

Auch das Schlagvolumen erhöht sich bei Belastung und ist in starkem Maße von der Körperlage abhängig.

Es ist im Stehen aufgrund einer geringeren Herzfüllung tatsächlich geringer als im Liegen

III. Das Herzminutenvolumen

Das Herminutenvolumen ist das Produkt der Herzfrequenz und des Schlagvolumens. Es das Volumen an Blut an, das das Herz pro Minute durch den Kreislauf pumpt.

Hier beträgt der Ruhewert bei einem Nichttrainierten ca. 5-6 l/min und kann unter maximalen Belastung auf 20-25 l/min ansteigen.

Das Herzminutenvolumen entspricht somit der Menge an Blut, die den Organismus insgesamt in einer Minute zur verfügung stehen.

4. Anpassungserscheinungen des Herz-Kreislauf-Systems an Ausdauerbelastung

I. Das Sportherz

Als Sportherz wird in der Sportmedizin eine Vergrößerung des Herzens im Rahmen von Leistungssport, insbesondere Ausdauersport bezeichnet.

	Herzgröße		Schlagvolumen		Herzfrequenz		Herzminuten-volumen	
	Gewicht	Gesamt-volumen	Ruhe	Belastung	Ruhe	Belastung	Ruhe	Belastung
	g	ml	ml		Schläge/min		Liter	
untrainiert	200-300	600-800	60-90	75-105	60-80	ca. 200	ca. 5	ca. 18

Kenngrößen der Herfunktion im Zusammenhang
Quelle: http://www.sportunterricht.de/lksport/schlagvol2.gif

Durch intensives körperliches Training kann eine Vermehrung der Muskelmasse des Herzmuskels erreicht werden., da sich der Herzmuskel an die dauerhafte, regelmäßige Belastung anpassen möchte.

	Herzgröße		Schlagvolumen		Herzfrequenz		Herzminuten-volumen	
	Gewicht	Gesamt-volumen	Ruhe	Belastung	Ruhe	Belastung	Ruhe	Belastung
	g	ml	ml		Schläge/min		Liter	
untrainiert	200-300	600-800	60-90	75-105	60-80	ca. 200	ca. 5	ca. 18
ausdauer-trainiert	350-500	900-1300	95-115	170-200	40-60	ca. 200	ca. 5	ca. 39

Quelle: http://www.sportunterricht.de/lksport/schlagvol2.gif

Wird nun das Herz eines untrainierten Menschens mit dem eines Trainierten verglichen, geht schnell hervor, dass die Unterschiede bedeutend sind.

Das Sportherz ist nahezu doppelt so schwer und fasst ein viel größeres Volumen als nicht-Sportherzen.

Zudem zeigt das höhere Schlagvolumen, dass das Sportlerherz bei jedem Herzschlag doppelt so viel wie das untrainierte-Herz durch den Körper pumpt.

Das erklärt wieso der Ruhepuls eines Sportler unter dem eines Nichtsportlers liegt, denn dadurch, dass das Herz ein größeres Volumen bei jedem Schlag pumpt, muss es weniger oft schlagen, damit die Organe optimal versorgt werden.

Bei Belastung hat das Sportlerherz sogar doppelt soviel Blut pro Minute zur Verfügung.

Daraus folgt, dass das Herz-Kreislauf-System sich in sofern an Ausdauerbelastungen anpasst, dass es die Pumpmuskulatur des Herzens an die Belastung anpasst, um eine optimale sauerstoffversorgung zu gewährleisten.

Das Herz verändert sich zu einem Sportherz, welches ökonomischer und leistungsfähiger arbeitet.

Nimmt der Athlet jedoch Abschied vom Hochleistungssport, so bildet sich das Herz binnen weniger Jahre auf eine nahezu normale größe zurück.

Quellen

- https://de.wikipedia.org/wiki/Herz   29.03.2017 - 19:31
- https://de.wikipedia.org/wiki/Herzbeutel 29.03- 20.08
- https://de.wikipedia.org/wiki/Pleura 29.03-20:12
- https://de.wikipedia.org/wiki/Blutkreislauf 29.03 21:59
- https://de.wikipedia.org/wiki/Sagittalebene 29.03 20:54
- http://flexikon.doccheck.com/de/Herz#.C3.9Cbersicht 29.03 22:34
- http://flexikon.doccheck.com/de/Blutkreislauf29.03 22:50
- http://flexikon.doccheck.com/de/Lungenkreislauf 30.03 - 00:30
- http://flexikon.doccheck.com/de/Pleura 30.03 00:58
- http://flexikon.doccheck.com/de/Mediastinum 29.03. 22:56
- http://flexikon.doccheck.com/de/Median 29.03 22:58
- https://herz.hexal.de 30.03 1:45
- http://www.kardionet.de/aufbau-des-herzens 29.03 23.55
- http://www.krug-markus.de/beruf/fachwissen/das-herz/ – –
- https://www.cardio-guide.com/anatomie/herz/ 29.03 23:28
- http://www.apotheken-umschau.de/Herz 1:57
- http://kuhlen-unterricht-erleben.de/kenngroessen-der-herzfunktion/ 30.03 2.34
- http://www.sportunterricht.de/lksport/herzleist1.html 30.03 3:10
- http://flexikon.doccheck.com/de/Herzminutenvolumen 30.03 2:44
- http://flexikon.doccheck.com/de/Herzfrequenz 30.03 2.50
- https://www.youtube.com/watch?v=ld373__bv2M&t=67s 30.03 3:33
- https://www.youtube.com/watch?v=pPG8dsDdQsU 20.03 3:38
- https://de.wikipedia.org/wiki/Sportherz 30.03 4:25
- http://www.sportunterricht.de/lksport/sportherz.html 30.03 4:03

BEI GRIN MACHT SICH IHR WISSEN BEZAHLT

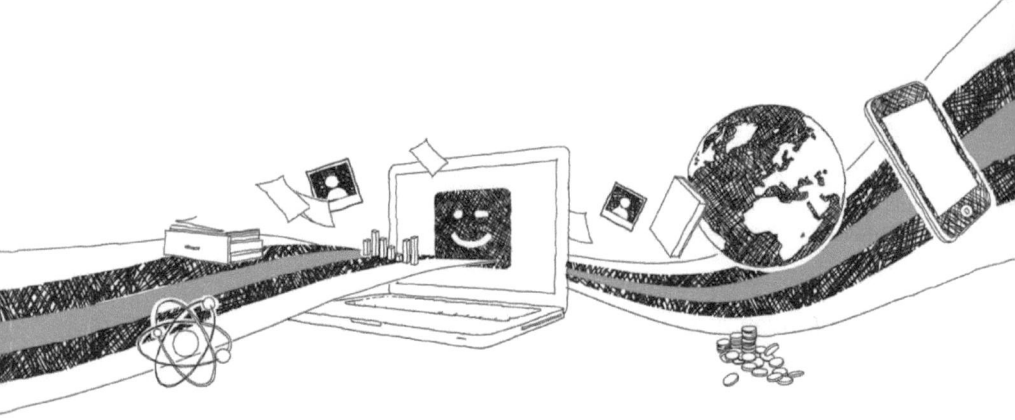

- Wir veröffentlichen Ihre Hausarbeit,
  Bachelor- und Masterarbeit

- Ihr eigenes eBook und Buch -
  weltweit in allen wichtigen Shops

- Verdienen Sie an jedem Verkauf

Jetzt bei www.GRIN.com hochladen
und kostenlos publizieren

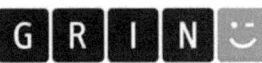